COMO CURAR EL ESTRÉS CRÓNICO LABORAL DE MANERA EFECTIVA

DEJA DE ESTRESARTE EN EL TRABAJO, ELIMINA LA ANSIEDAD AGUDA DE TU VIDA RÁPIDAMENTE, DESARROLLÁ UNA ACTITUD POSITIVA

Jorge O. Chiesa

Primera Edición

Índice

Introducción

Aunque el estrés es parte de cualquier asunto relacionado con el trabajo, el estrés excesivo no es parte de él. Cuando se está estresado, no solo se es un imán para todo tipo de "enfermedades", sino que también se invoca la responsabilidad y la ineficacia. Esto se debe a que, cuando usted está desequilibrado física y emocionalmente, su capacidad para lidiar con las cosas es menos efectiva y su resistencia a la enfermedad también es baja. Obtenga toda la información que necesita aquí.

Cuando sienta que está demasiado estresado, haga un esfuerzo por salvarse de la destrucción total y encuentre maneras de aliviar su condición actual. Es su decisión la que puede mejorar las cosas para usted. ¿Por qué estoy diciendo esto? Porque te guste o no, las cosas se pondrán peor en los próximos días.

Acabar con el estrés

La pregunta es, ¿cómo va a eliminar el estrés en el trabajo? Hay muchas maneras de reducir el estrés y la mayoría de ellas utiliza un nivel personal de enfoque. Aquí hay algunas pautas útiles.

Organice su tarea de acuerdo a su importancia y tiempo. Hay tareas que son muy importantes pero que le darían suficiente tiempo para hacer ejercicio. Por lo tanto, debe ser listado junto a los urgentes e importantes. Una vez que haya terminado de categorizar, cree un plan con un cronograma y asegúrese de incluir un TIEMPO DE DESCANSO y un DÍA LIBRE en él.

No utilice su tiempo de descanso para terminar una tarea incompleta. El tiempo de descanso es para que su mente y cuerpo descansen. Esto le permitirá descansar su cerebro y nervios, así como su cuerpo del estrés causado por demasiado trabajo. Recuerde, usted es responsable de mantener su salud física y emocional en buena forma.

No ignore ningún signo de fatiga porque podría conducir a un problema más grave. Si siente que está demasiado cansado, descanse. Si se siente deprimido, ansioso e irritable, siga adelante y descanse. Si no puede concentrarse en lo que está haciendo y está perdiendo interés en ello, descanse. Si usted está usando alcohol y drogas para lidiar con el estrés, deténgase y reflexione. Ya has llegado al límite. No te permitas llegar tan lejos.

Esfuércese por reducir su estrés laboral cuidándose bien. Usted puede comenzar a restaurar su salud física y emocional. Una vez que estos dos son abordados apropiadamente, será más fácil para usted atender sus otras necesidades, ya que se sentirá más optimista y fuerte cuando se sienta mejor por dentro y por fuera.

Una vez que esté más estable física y emocionalmente, su próximo paso para deshacerse del estrés laboral es organizar y priorizar las cosas. Haga un esfuerzo para organizar primero las cosas y luego priorizarlas. Una vez que hayas hecho esto, serás más guiado y recuperarás el control sobre las cosas. De esta manera usted puede manejar bien el estrés con autocontrol y confianza.

Los motivos del estrés en el trabajo

Los empleados y los dueños de la compañía tienen su propia parte de estrés en el trabajo. Los empleados tienen diferentes niveles de estrés en comparación con los dueños de negocios porque no tienen muchas responsabilidades importantes como la del dueño de la compañía. Por lo tanto, no podemos decir que sólo las bases pueden experimentar estrés porque en el panorama general, los propietarios y gerentes también tienen sus propias luchas.

A continuación se presentan las causas más notables de estrés en el trabajo que los empleados y gerentes deben tener en cuenta.

1. La causa principal del estrés es el

exceso de trabajo. Incluso el empleado más sobresaliente se sentirá definitivamente presionado cuando se le bombardee con trabajo durante un período de tiempo muy limitado. Aunque esto es irracional, sucede todo el tiempo.

2. Por el contrario, también hay empleados que se sentirán estresados cuando se les den menos responsabilidades, especialmente cuando vean a su alrededor casos de despidos y despidos. Aparentemente, no quieren ser atrapados sin hacer nada, ya que pueden ser el próximo candidato a ser despedidos.

3. La amenaza de perder un trabajo es una de las principales causas de estrés en el trabajo. Con el estado actual de nuestra economía, la seguridad del empleo no es constante. A veces, los despidos se hacen en gran parte mientras que la contratación acaba de terminar.

4. La promoción es también una de las

causas del estrés en el trabajo. En la mayoría de los casos, los empleados normalmente se aburren con su trabajo diario y, por lo tanto, desearían experimentar un trabajo más desafiante para obtener una mayor compensación. Sin embargo, pasar al siguiente nivel puede ser estresante saber que no es sólo una persona la que busca un ascenso, sino casi todos los empleados que son tan capaces como los demás en términos de desempeño laboral.

5. Otra causa de estrés en el trabajo es hacer el trabajo equivocado. Si estás trabajando en algo que no conoces, seguramente te quemará. Sobre todo, si usted duda en pedir ayuda a alguien que conozca que pueda ayudarle con su dilema porque no quiere que lo perciban como incompetente, usted acaba de doblar el estrés.

6. El mal manejo también puede ser un serio estrés laboral. Si el jefe de la organización no puede liderar su equipo, es probable que los subordinados se sientan perdidos y sin rumbo. Esta situación puede dejar al equipo deambulando y estancado.

7. El mal ambiente de trabajo también puede ser una de las razones por las que los empleados se estresan. Por supuesto, nadie se siente cómodo trabajando con equipos de oficina rotos, iluminación insuficiente, ambientes ruidosos, muebles incómodos y más.

8. Ningún sistema de apoyo adecuado puede ser también una fuente de estrés para los empleados. Esto se debe a que muchas cosas suceden dentro de la oficina y cuando las cosas empeoran, alguien necesita estar en medio para ayudarles a resolver el problema en el procedimiento adecuado.

¿Cómo delegar?

Los líderes buenos y efectivos saben cómo delegar. Nunca podrás ser efectivo si haces todas las cosas por ti mismo. Deja de jugar a ser Dios porque eso es imposible. Acepta el hecho de que no importa cuán brillante y hábil seas, no hay manera de que puedas hacer todo por ti mismo. Cuando usted delega, no significa que sea incapaz de hacer el trabajo. Significa que usted tiene el poder de delegar porque tiene mayores responsabilidades que no puede permitirse el lujo de perder.

Imagínese cómo la Compañía Coca-Cola puede acomodar la creciente demanda de la gente si sólo hay una persona trabajando en ella y esa es el gran jefe. ¿Qué tan loco es eso? Por supuesto, el propietario delegará responsabilidades a sus miembros de confianza de la junta directiva y a sus subordinados para que se satisfaga la demanda de sus productos.

En la perspectiva de un empleado, un gerente no es considerado como un empleado regular, no porque sea una persona especial, sino porque su trabajo es entrenar a los empleados y entender sus necesidades para poder saber cómo motivarlos a hacer su trabajo de manera efectiva. Para hacer esto, el gerente necesita delegar responsabilidades apropiadamente.

Hablando de delegar responsabilidades, es imperativo que use su propio juicio sobre las cosas que pueden ser delegadas y las cosas que no pueden ser asignadas a otra persona. Por ejemplo, usted está trabajando en un proyecto especial que requiere su especialización. El sentido común le diría que delegar sus responsabilidades a alguien que no es un experto en su campo significaría un FALLO en todos los sentidos.

Además, trate de no delegar sólo los "trabajos sucios" todo el tiempo porque podría dar la impresión de que no está dando importancia a la capacidad de sus subordinados. Déles responsabilidades que puedan despertar su interés y liberar todo su potencial de vez en cuando.

Teniendo eso en cuenta, delegue las cosas que mejor se adapten a cada uno de sus subordinados. Usted debe considerar sus fortalezas y debilidades individuales, así como su dedicación para obtener resultados. Una vez que haya terminado con la asignación de tareas, asegúrese de entregar sus instrucciones claramente usando términos que puedan ser entendidos por todos.

Una vez que su equipo esté listo para empezar, asegúrese de comprobar regularmente su rendimiento para poder medirlo. Tomar el control del proyecto y monitorearlo regularmente aumentará la tasa de éxito de su equipo. Sin embargo, mientras usted está monitoreando, no deje de dar entrenamiento relevante para que su equipo se sienta más motivado para trabajar y más seguro de sí mismo para hacer su trabajo.

La naturaleza en tu oficina

Una forma de reducir el estrés en el trabajo es traer alguna marca de la naturaleza a la oficina. Ver una sola señal de vida puede cambiar su estado de ánimo y su perspectiva hacia las cosas estresantes.

Los estudios demuestran que poner plantas en maceta dentro de su oficina puede ayudar a reducir las toxinas en el aire, disminuir la fatiga y disminuir la ocurrencia de enfermedades. Por lo tanto, los casos de bajas por enfermedad se reducen drásticamente cada mes.

Además de eso, las plantas no sólo añadirán color a la aburrida vista de su oficina, sino que también pueden ayudar a aumentar la productividad ya que los trabajadores están menos estresados y saludables. Las plantas pueden literalmente reducir las toxinas en el cuerpo causadas por la radiación de computadoras, teléfonos móviles y otros dispositivos que emiten radiación. Más que eso, aquí están algunas de las ventajas de poner algunas plantas en su oficina.

- Ayuda a reducir los efectos perjudiciales de las computadoras.
- Absorbe los contaminantes del aire que pueden resultar en una oficina más limpia y no contaminada.
- Elimina el mal olor.
- Produce más oxígeno para que el cuerpo funcione correctamente y la mente piense con más claridad.
- Puede promover buenos sentimientos y pensamientos serenos.

Por otro lado, añadir plantas a su oficina no es suficiente. Usted también necesita planear para su arreglo apropiado. No importa cómo le gustaría traer la naturaleza a su oficina, siempre recuerde

que se supone que sirve para su propósito
y no al revés.

Tomate un descanso

Incluso las máquinas necesitan algún tiempo de descanso para funcionar correctamente. Las investigaciones muestran que los empleados que no están tomando sus descansos tienen la probabilidad de desarrollar enfermedades graves que les pueden costar los ahorros de toda su vida. Esto definitivamente no es bueno considerando que todos trabajamos para vivir, no para vivir para trabajar.

No trabaje demasiado

En situaciones normales, los empleados prefieren trabajar directamente en lugar de tomarse un descanso para poder cumplir con los plazos y evitar las sobrecargas de trabajo. La mayoría de los empleados de hoy en día pueden realizar varias tareas a la vez, no porque lo deseen, sino porque se ven obligados a hacerlo. En algunas empresas, los empleados se ven obligados a trabajar durante el tiempo de descanso para cubrir todo el trabajo que se necesita hacer porque la empresa no tiene suficiente personal.

Lo que los directores de la empresa no se dan cuenta es que al hacer eso a sus empleados los están empujando a trabajar demasiado, lo que eventualmente resultará en una improductividad causada por el estrés y las enfermedades. En estas condiciones, es evidente que la empresa no está saliendo ganando de esta situación. En cambio, están perdiendo porque la productividad de los empleados es menor en comparación con los gastos incurridos por las facturas médicas además de las licencias pagadas por enfermedad.

Como empleado, es su responsabilidad cuidar de su salud. No importa cuán agitada sea su agenda, tome sus descansos y descanse. Es mejor programar una pausa biológica por hora para respirar aire fresco y caminar por la oficina poco antes de empezar a trabajar de nuevo.

También puede hacer algunos estiramientos para eliminar el dolor de espalda y los calambres. Estos son algunos de los diferentes estiramientos que puede aplicar durante su tiempo de descanso.

- Incline lentamente la cabeza de un lado a otro.
- Mueva las caderas en un movimiento circular. Haga lo mismo con sus hombros.
- Levante una pierna durante unos 10 segundos mientras la otra está derecha. Haga lo mismo con la otra pierna.
- Estire los brazos durante unos segundos y gire las palmas de las manos.

- Haga cualquier movimiento que
   pueda liberar su tensión en pocos
   segundos y deje que su cuerpo
   sienta el placer.

Elimina el ruido estresante

El estrés puede ser como una tela que usamos todos los días si no hacemos algo para evitarlo. Nadie en este mundo loco puede escapar de los peligros del estrés, pero todos pueden evitarlo de una manera u otra. Aprenda cómo bloquear el ruido estresante en su vida diaria y elija ser más positivo!

Es cierto que cuando hablamos de causas de estrés, podemos identificar muchas cosas como sobrecargas de trabajo, salarios bajos, horas de trabajo extendidas, problemas familiares, problemas románticos, tráfico exasperante, facturas altas, fechas de vencimiento interminables, compañeros de trabajo molestos, vecinos chismosos, niños testarudos, cuentas bancarias que se deprecian, intereses hipotecarios crecientes y mucho más.

Usted puede minimizar estos casos estresantes en su vida diaria si sabe cómo manejar el estrés de manera efectiva. La clave es no dejar nunca que las pequeñas responsabilidades queden desatendidas. Tienes que entender que las cosas pequeñas cuando pasan desapercibidas se acumularán hasta el momento en que ya no puedas soportar la mayor parte del estrés.

Trate de desarrollar el hábito de evitar la dilación. Haga incluso la tarea más simple y más pequeña que tenga en su agenda y notará que la vida es mucho más fácil de esa manera. No hay necesidad de contratar a un experto para que le ayude a lidiar con su estrés, ya que puede ser que se sumen a su carga sabiendo que pueden cobrarle más de lo que usted está ganando. Después de todo, si realmente tuvieras que pasar por tanta presión en la vida, aún así aprenderías algo de ella que te haría aún más sabio.

Descontamina a tu alrededor

Mucha gente, debido al deseo de tener un lugar de trabajo limpio y pacífico, intenta el proceso de decluttering, pero la mayoría de las veces fracasan. Para hacer esto, primero tiene que decidir y conocer los conceptos básicos sobre la simplicidad y los beneficios de un lugar de trabajo despejado. Usted puede comenzar por dar pequeños pasos importantes a la vez porque no se puede lograr mucho cuando se apresura las cosas. Aquí hay algunos pasos efectivos para comenzar.

Asigne un espacio para los papeles entrantes. A veces, perdemos documentos importantes porque después de que es endosado y entregado a nosotros, automáticamente lo dejamos en algún lugar donde lo colocamos por última vez. No coloque documentos importantes o cualquier otro documento recibido sobre el escritorio de otra persona o en su automóvil. Desarrolle el hábito de poner las cosas en su lugar.

Crea una zona libre de desorden y dáselo a conocer a muchos para que respeten tu regla. Disciplínese para mantener esta área desordenada y limpia en todo momento. Tienes que entender que no eres la única persona en la oficina, por lo que puedes esperar que no todo el mundo respete tus reglas. Aún así, siempre y cuando vean su zona libre de desorden realmente limpia, se adaptarán a ella eventualmente y se volverán más cautelosos al seguir sus reglas. Una vez que tenga éxito con un espacio pequeño y sin desorden, amplíe su límite hasta que pueda administrar toda su oficina.

Usted debe planear para un programa de decaimiento incluso una vez a la semana y asegurarse de seguirlo. Cuando llegue el momento en que necesites decaer, prepárate para disciplinarte, ya que no significa que siempre estés entusiasmado con esta idea. Lo bueno de esto es que se convertirá en su rutina y tarde o temprano se acostumbrará a esta actividad constructiva.

Asigne un recuadro para las cosas que no puede dejar ir pero que tampoco puede usar. Estas cosas pueden ser regalos que usted no necesita pero que eligió mantener debido a su valor sentimental. Ponga todas estas cosas en una caja y guárdela en algún lugar lejos de su sitio, pero debe estar protegida para asegurarse de que no se dañen.

Da las cosas que ya no usas a la caridad. Aparentemente, habrá pocas cosas que hayas recogido de tu actividad de organización y por lo tanto tienes algo que donar. Ponga estas cosas en una caja y entréguela a la fundación benéfica de su elección.

Define prioridades

En el trabajo, usted puede esperar manejar varios proyectos diferentes a la vez. Por lo tanto, para no pasar por alto una cosa es necesario priorizarla. La cosa es que un proyecto es tan importante como el otro. ¿Cómo vas a priorizar entonces? No te sientas abrumado por esta situación, entiende que aunque todo por lo que trabajas es igualmente importante, estoy seguro de que no vencerán en la misma fecha. A continuación se presentan los pasos que puede seguir para aprender a priorizar los proyectos.

Dado que este capítulo trata sobre la priorización de proyectos, su primer paso debe ser enumerar todas sus prioridades. Cuando termines con tu lista, clasifícalos de acuerdo a su nivel de importancia. Esto debe hacerse con la fecha exacta de las fechas límite para que pueda estar seguro de que va a superar la fecha límite. Además, asegúrese de actualizar su lista y de hacer lo necesario para comprobar su progreso.

Al hacer esto, usted se dará cuenta de sus tareas finales e inconclusas y, por lo tanto, podrá actuar en consecuencia. Lo bueno de priorizar es que no sólo te ayudará a organizar tus pensamientos y tus acciones, sino que también te inspirará y motivará a continuar, especialmente cuando veas un gran progreso desde que empezaste a trabajar en un proyecto.

Ahora vayamos a los detalles de la creación de su lista de prioridades. Para que usted pueda ser guiado en su empresa, tiene que tener metas que alcanzar. ¿Cómo vas a hacer esto? Debe colocar un horario específico en cada una de las tareas específicas que enumeró. Esto le ayudará a recordar incluso los detalles más pequeños de su proyecto. La clave es, poner hasta el más mínimo detalle sobre su proyecto en su lista para que todo quede cubierto.

Por último, asegúrese de hacer las tareas más simples porque cuando descuida las cosas pequeñas se acumularán y eventualmente se convertirán en una causa de retraso y pánico cuando se acerque la fecha límite.

Ejercicios en el trabajo

El estrés en el trabajo es inevitable. Esto se debe a que usted trabajará con diferentes tipos de personas y diferentes tipos de proyectos. Parte del trabajo puede ser nuevo para ti y lo peor que podría pasar es que no tienes un equipo o alguien que te apoye porque ellos también tienen su propia parte de cargas de trabajo indeseables.

Si esto le está sucediendo en este momento, asegúrese de lidiar con ello para ahorrarse el estrés y el colapso. Hay muchas maneras de aliviar el estrés en el trabajo y una de ellas se puede realizar de inmediato durante las horas de oficina. Estoy hablando de ejercicios de escritorio que pueden ayudarle a aliviar el estrés en una base diaria. Aquí está la lista.

1. Consigue un buen estiramiento de

espalda. Si usted ya está sentado en la oficina por varias horas, tómese el tiempo para doblar de lado su espalda ya que es un buen estiramiento al mediodía. Para ello, colóquese al borde de la silla de oficina y estire los brazos justo por encima de la cabeza y luego entrelace los dedos. Incline su cuerpo hacia un lado y luego sosténgalo antes de hacer lo mismo en el otro lado.

2. Estire el cuello inclinando la cabeza hacia adelante y sienta el cuello estirado manteniendo la posición durante un tiempo hasta que se sienta aliviado. Haga esto en una dirección diferente según lo desee.

3. Haga un estiramiento de la parte superior de la espalda. Haga esto sentándose derecho con un brazo colocado a través de su cuerpo y la otra mano sosteniendo el brazo justo entre el codo y el hombro. Cruza los brazos y mantén esta posición durante unos minutos. Repita como desee.

4. Estira la pierna. Haga esto usando un escritorio para conseguir un buen equilibrio. Párese frente a su escritorio y doble una pierna antes de jalar la otra hacia las nalgas y sienta que su pierna está estirada. Mantenga la posición durante unos instantes y repita la operación como desee.

5. Haga estiramiento de caderas y muslos. Use su escritorio para mantener un buen equilibrio ya que necesita tirar de su pierna hacia arriba y hacia abajo. Párese frente al escritorio y estire la pierna hacia atrás antes de levantar gradualmente la pierna más alto y sosténgala y luego bájela. Haga esto en ambas piernas unas cuantas veces más.

Conclusión: Beneficios de reducir el estrés laboral

Los empleadores y los empleados deben prestar mucha atención a los problemas relacionados con el trabajo y reconocer las causas del estrés a fin de abordar los problemas de salud y bienestar. Hay muchas causas diferentes de estrés en el trabajo e incluye horas extras, carga de trabajo excesiva, trabajar en un trabajo incorrecto, presión de grupo, poco apoyo de los empleados y despidos. Estas son sólo algunas de las muchas razones por las que muchos trabajadores se estresan en el trabajo.

Se nota que alguien se siente estresado cuando siempre está ansioso, deprimido, con bajos niveles de rendimiento, siempre se siente fatigado y se enferma con frecuencia. Si usted está experimentando tales síntomas o conoce a alguien que está mostrando algunas indicaciones de estrés, no lo ignore porque si lo hace es muy probable que usted o cierta persona que está sufriendo de demasiado estrés se descomponga tarde o temprano.

Sin embargo, hay muchas maneras efectivas de combatir el estrés. Para nombrar algunos, comencemos con el enfoque de autoayuda. Primero, piense y haga una lista de todo lo que le hace sentir estresado. Si usted piensa que puede manejarlo solo, haga un plan progresivo que le ayude a tomar la acción apropiada para eliminar gradualmente cada razón que le causa estrés.

Por otro lado, si usted siente que no puede hacerlo solo, no dude en pedir la cooperación de otra persona y hablar de sus preocupaciones para que se le aconseje adecuadamente. Mientras estés resolviendo los problemas técnicos, no olvides cuidar de tu salud. Haga ejercicio con tanta frecuencia para ayudar a su cuerpo a sobrellevar el estrés y nunca subestime el poder de un sueño bueno y adecuado.

Hay muchos beneficios si usted reduce el estrés relacionado con el trabajo en su vida diaria. En primer lugar, reduce la capacidad física y mental deficiente, por lo que es rápido para responder a cualquier tarea. En segundo lugar, reduce los casos de enfermedad y las licencias por enfermedad, lo que le da a usted y a su empleador una ventaja. Tercero, aumenta la productividad en el trabajo, lo que resultará en una satisfacción superior. Cuarto, aumenta su ventaja para la promoción a medida que se compromete más con su trabajo y responsabilidades. Quinto, disminuye los gastos del empleador debido a las facturas médicas y también mejorará todo el bienestar del empleado.

El mundo puede ser un ambiente bastante estresante, especialmente en el lugar de trabajo. Por eso es importante conocer las señales de estar sobrecargado y estresado para poder ponerle fin. No importa cuántas tareas tenga que realizar o cuán ocupado esté, si aplica algunas de las técnicas anteriores, seguro que reducirá sus niveles de estrés y vivirá una vida más feliz. Nadie quiere estar constantemente estresado, así que usa estos consejos para cambiar tu vida hoy!

Ahora sí, te deseo lo mejor en tus resultados, y recuerda, todo es práctica; no te sirve de nada la teoría sin acción. Lleva a la vida real todo lo que aprendes.

Ahora quiero decirte que tengo un regalo para ti... Quiero compartir contigo un "curso especializado en disminuir el estrés" que en verdad me ha ayudado mucho en mi crecimiento personal y profesional, este curso es de mi amiga "Wendy Madera".

(para acceder al curso, puedes escanear este código)

Un fuerte abrazo, tu amigo, Jorge!

Por cierto, cuando logres conseguir tus resultados poco a poco, te recomiendo mucho, si deseas mejorar tus habilidades sociales en el trabajo, mi libro, sobre "COMO LLEVARTE BIEN CON TUS COMPAÑEROS DE TRABAJO", es un libro que estoy seguro de que te ayudara mucho a relacionarte mucho mejor con los demás.

Sin más dilación, puedes encontrarlo en el buscador de Amazon, como: "COMO LLEVARTE BIEN CON TUS COMPAÑEROS DE TRABAJO" ó buscando mi nombre, como: "Jorge O. Chiesa"... *Una vez más te deseo éxito en tus resultados!*